Mein erstes Baby-Abenteuer

Ein Leitfaden für werdende Mütter

von

Mia Winter

Inhaltsverzeichnis

Einführung

Herzlichen Glückwunsch! Sie erwarten Ihr erstes Baby und stehen vor einer aufregenden Zeit voller Veränderungen und neuer Herausforderungen. Als werdende Mutter möchten Sie sicherstellen, dass Sie für jede neue Entwicklung bestens gewappnet sind und dass Ihr kleines Wunder in den besten Händen ist.

In diesem Buch "Mein erstes Baby-Abenteuer: Ein Leitfaden für werdende Mütter" finden Sie alles, was Sie wissen müssen, um Ihre erste Schwangerschaft so entspannt wie möglich zu gestalten. Wir haben es uns zur Aufgabe gemacht, Ihnen alles Wichtige zu erklären, von den ersten Anzeichen einer Schwangerschaft bis hin zur Geburt Ihres Babys.

In einer leicht verständlichen Sprache werden Sie durch die verschiedenen Kapitel führen, die sich mit den Themen Körperveränderungen, Ernährung, Bewegung, Gesundheit, Vorsorgemaßnahmen und vielem mehr auseinandersetzen. Jedes Kapitel wurde sorgfältig recherchiert und ist gespickt mit Tipps und Tricks, die Ihnen dabei helfen, Ihre Schwangerschaft so entspannt wie möglich zu meistern.

Mit "Mein erstes Baby-Abenteuer" werden Sie zu einer kompetenten und selbstbewussten werdenden Mutter, die sich auf das Wunder des Lebens freuen kann. Packen Sie es an und lassen Sie uns gemeinsam Ihr erstes Baby-Abenteuer starten!

Vorbereitung auf die Schwangerschaft: Was ist wichtig zu wissen und zu tun

Als ich meine erste Schwangerschaft erfuhr, war ich voller Freude, aber auch überwältigt von den vielen Veränderungen, die auf mich zukamen. Ich war unsicher, was ich tun und was ich wissen musste, um mein ungeborenes Baby und mich bestmöglich vorzubereiten. Doch dann fand ich Trost in den Worten einer erfahrenen Freundin, die mir sagte: "Die Schwangerschaft ist eine unglaubliche Reise, aber es ist wichtig, gut vorbereitet zu sein."

Seitdem habe ich mich ausführlich informiert und meine Erfahrungen weitergegeben, um andere werdende Mütter auf ihrem ersten Baby-Abenteuer zu unterstützen. In diesem Artikel möchte ich Ihnen helfen, auf die Schwangerschaft vorzubereiten, indem ich Ihnen die wichtigsten Dinge erkläre, die Sie wissen und tun sollten.

Als ich selbst das erste Mal schwanger wurde, war ich von Freude und Aufregung erfüllt. Ich hatte so viele Träume und Pläne für mein Baby und wusste nicht, wie ich alles unter einen Hut bringen sollte. Ich fragte mich, ob ich bereit sein würde, eine gute Mutter zu sein und ob ich alles richtig machen würde. Aber ich erkannte schnell, dass Vorbereitung der Schlüssel zu einer erfolgreichen und stressfreien Schwangerschaft ist.

Wie bei jeder Reise, ist es wichtig, sich vorzubereiten, um ein besseres Ziel zu erreichen. Eine Schwangerschaft ist eine Reise, bei der Sie Ihr Baby von der Empfängnis bis zur Geburt begleiten werden. Es ist eine aufregende, aber auch herausfordernde Zeit, in der Sie sowohl körperlich als auch emotional herausgefordert werden.

Es gibt viele wichtige Entscheidungen, die Sie treffen müssen, bevor Sie schwanger werden und während der Schwangerschaft. Diese Entscheidungen betreffen nicht nur Sie, sondern auch Ihr Baby und Ihre Familie. Um Ihnen bei dieser Reise zu helfen, möchte ich Ihnen einige Tipps und Empfehlungen geben, die Ihnen helfen können, die bestmögliche Vorbereitung auf Ihre Schwangerschaft zu treffen.

Zunächst ist es wichtig, sich um Ihre Gesundheit zu kümmern. Eine gute Vorbereitung auf die Schwangerschaft beginnt mit einer gesunden Lebensweise. Dies beinhaltet regelmäßige Bewegung, eine ausgewogene Ernährung und genug Schlaf. Außerdem ist es wichtig, Ihren Körper vor dem Konzeptionsdatum auf eine Schwangerschaft vorzubereiten, indem Sie Vitamine und Mineralstoffe zu sich nehmen, die für eine gesunde Schwangerschaft wichtig sind.

Es ist auch wichtig, sich frühzeitig um einen Geburtsort und eine Hebamme oder einen Geburtshelfer zu kümmern. Sie sollten sich Zeit nehmen, um verschiedene Optionen zu erforschen und zu vergleichen, um die beste Wahl für Sie und Ihr Baby zu treffen.

Während der Schwangerschaft ist es wichtig, regelmäßig zu einem Arzt oder einer Hebamme zugehen, um sicherzustellen, dass sowohl Mutter als auch Baby gesund bleiben. In dieser Zeit kann man sich auch über die verschiedenen Optionen informieren, die es für Geburt, Stillen und Kinderbetreuung gibt. Es ist jedoch nicht nur wichtig, sich auf körperlicher Ebene vorzubereiten, sondern auch auf emotionaler Ebene. Die Schwangerschaft ist eine aufregende, aber auch herausfordernde Zeit, in der es viele Veränderungen im Körper und im Leben gibt. Es ist wichtig, lernen zu akzeptieren, dass man nicht alles im Griff hat, und sich um sich selbst zu kümmern.

Eine Möglichkeit, sich auf die Schwangerschaft vorzubereiten, ist, sich mit anderen Schwangeren oder frisch gebackenen Müttern zu vernetzen. Hier kann man Tipps und Erfahrungen austauschen und sich gegenseitig unterstützen. Es kann auch hilfreich sein, sich mit Büchern oder Online-Ressourcen über die verschiedenen Phasen der Schwangerschaft und Geburt zu informieren.

Eine gesunde Ernährung und Bewegung sind ebenfalls wichtig, um sich auf die Schwangerschaft vorzubereiten. Es ist jedoch wichtig zu beachten, dass jede Schwangerschaft einzigartig ist und jede Frau unterschiedliche Bedürfnisse hat. Es ist daher wichtig, sich von einem Arzt oder einer Hebamme beraten zu lassen, um sicherzustellen, dass man die richtigen Entscheidungen für sich und das Baby trifft.

In der Vorbereitung auf die Schwangerschaft ist es auch wichtig, sich über die finanziellen Auswirkungen auf das Leben zu informieren. Es ist wichtig, sicherzustellen, dass man genug Geld hat, um alle notwendigen Ausgaben für das Baby zu decken. Hier kann es hilfreich sein, einen Finanzplan aufzustellen und sicherzustellen, dass man genug Einkommen hat, um die Kosten für das Baby zu decken.

In der Vorbereitung auf die Schwangerschaft ist es auch wichtig, sich über den Arbeitsplatz und die Karrierepläne zu informieren. Es ist wichtig, sicherzustellen, dass man genug Zeit hat, um sich um das Baby zu kümmern, und dass man die finanziellen Mittel hat, um die notwendigen Ausgaben für das Baby und die Schwangerschaft decken zu können. Es ist auch ratsam, sich über Mutterschutzgesetze und Entgeltfortzahlung im Krankheitsfall zu informieren.

Ein weiterer wichtiger Aspekt der Vorbereitung ist das Aufbauen eines Netzwerks aus Freunden, Familienmitgliedern und anderen Müttern, die bereits Erfahrung mit der Schwangerschaft und der Pflege eines Babys haben. Dies kann dabei helfen, Ängste und Unsicherheiten zu überwinden und eine wertvolle Unterstützung in schwierigen Momenten zu bieten.

Es ist auch wichtig, sich Zeit für sich selbst zu nehmen und auf die eigene Gesundheit und Wohlbefinden zu achten. Eine ausgewogene Ernährung, ausreichend Bewegung und ausreichender Schlaf sind wichtige Faktoren, die zur Gesunderhaltung beitragen können.

Letztendlich ist es wichtig, sich bewusst zu machen, dass jede Schwangerschaft einzigartig ist und dass es kein perfektes Rezept gibt, wie man sich am besten darauf vorbereitet. Es ist wichtig, sich Zeit zu nehmen, seine eigenen Bedürfnisse und Wünsche zu erkennen und zu berücksichtigen, um eine erfüllte und glückliche Schwangerschaft zu erleben.

Denken Sie daran, dass es okay ist, sich Unterstützung zu suchen, wenn Sie sie brauchen, und dass Sie nicht alleine sind auf Ihrer Reise durch die Schwangerschaft. Mit der richtigen Vorbereitung und einer starken Unterstützung kann dies eine unvergessliche und unbeschreibliche Erfahrung sein, die Sie für immer in Erinnerung behalten werden.

Die ersten Wochen der Schwangerschaft: Gefühle und Veränderungen

Die ersten Wochen einer Schwangerschaft sind für jede Frau eine aufregende und einzigartige Erfahrung. Es ist eine Zeit voller Veränderungen und Emotionen, und es ist wichtig, dass werdende Mütter sich darauf vorbereiten, was auf sie zukommen wird.

Ich bin eine mehrfache Mutter und kann aus eigener Erfahrung sagen, dass die ersten Wochen einer Schwangerschaft unvergesslich sind. Ich erinnere mich noch genau daran, wie aufgeregt und überwältigt ich war, als ich erfuhr, dass ich schwanger war. Ich war mir nicht sicher, was ich erwarten sollte und was ich tun sollte, um mich und mein Baby gesund zu halten.

Aber ich habe gelernt, dass es wichtig ist, sich auf die Veränderungen einzustellen, die mit einer Schwangerschaft einhergehen. Die ersten Wochen sind geprägt von emotionalen Höhen und Tiefen, körperlichen Veränderungen und vielen Fragen. Aber mit der richtigen Vorbereitung und dem richtigen Unterstützungssystem kann diese Zeit auch aufregend und belohnend sein.

Eine der wichtigsten Veränderungen, die werdende Mütter in den ersten Wochen ihrer Schwangerschaft erleben, ist die körperliche Veränderung. Es ist normal, dass man in den ersten Wochen müde und schläfrig ist, aber es ist auch wichtig, auf Symptome wie Übelkeit und Erbrechen zu achten, die oft in den ersten Wochen auftreten können. Es ist wichtig, mit einem Arzt oder einer Hebamme zu sprechen, um sicherzustellen, dass alles in Ordnung ist.

Eine weitere wichtige Veränderung, die werdende Mütter erleben, ist die emotionale Veränderung. Es ist normal, dass man in den ersten Wochen emotionalen Schwankungen ausgesetzt ist, aber es ist wichtig, sich selbst Zeit zum Verarbeiten zu geben und mit Freunden und Familie zu sprechen, wenn man sich überwältigt fühlt.

Um die ersten Wochen einer Schwangerschaft zu meistern, ist es wichtig, sich gut zu ernähren, regelmäßig Bewegung zu treiben und ausreichend Schlaf zu bekommen. Es ist auch wichtig, sich mit anderen werdenden Müttern zu verbinden undUnterstützung und Rat zu suchen. Es kann hilfreich sein, eine Mutter-Kind-Gruppe zu besuchen oder online Foren für Schwangere zu nutzen. Dort kann man seine Erfahrungen teilen, Fragen stellen und sich gegenseitig unterstützen. Die Verbindung mit anderen Müttern kann eine wichtige Ressource sein, besonders wenn man sich unsicher oder ängstlich fühlt.

Es ist wichtig zu erkennen, dass jede Schwangerschaft
einzigartig ist und dass es völlig normal ist, unterschiedliche
Gefühle und Veränderungen zu erleben. Einige Frauen fühlen
sich während der ersten Wochen ihrer Schwangerschaft
großartig, während andere sich müde, übel oder unsicher
fühlen können. Es ist wichtig, sich selbst Zeit und Verständnis
zu geben und sich daran zu erinnern, dass es normal ist, dass
die Gefühle während der Schwangerschaft schwanken.

Eine weitere wichtige Überlegung während der ersten Wochen
der Schwangerschaft ist, dass man sorgfältig auf seine
Gesundheit achtet. Es ist wichtig, ausreichend zu schlafen,
gesund zu essen und sich regelmäßig zu bewegen, um den
Körper und das ungeborene Baby zu stärken. Es ist auch
wichtig, mit dem Arzt oder der Hebamme zu besprechen,
welche Medikamente sicher während der Schwangerschaft
eingenommen werden können und welche Verhaltensweisen
man vermeiden sollte.

Zusammenfassend kann man sagen, dass die ersten Wochen
der Schwangerschaft eine aufregende, aber auch verwirrende
Zeit sein können. Es ist wichtig, sich selbst Zeit und
Verständnis zu geben, sich mit anderen werdenden Müttern zu
verbinden und auf die Gesundheit zu achten. Wenn man sich
darauf einstellt und die richtigen Schritte unternimmt, kann man
die ersten Wochen der Schwangerschaft genießen und sich auf
das große Abenteuer vorbereiten, ein Baby zu bekommen.

Gesunde Ernährung für Mutter und Kind: Was ist gut für das Wachstum des Babys

Ihre Schwangerschaft ist eine unvergessliche Zeit und es ist wichtig, dass Sie sich um Ihre Gesundheit und die Ihres ungeborenen Kindes kümmern. Ein wichtiger Aspekt davon ist eine ausgewogene Ernährung.

Ich denke zurück an meine erste Schwangerschaft und erinnere mich an die vielen Fragen, die ich hatte, als es um die Ernährung für mein Baby ging. Wie sollte ich meine Ernährung anpassen, um sicherzustellen, dass mein Baby gesund wächst und gedeiht? Was sollte ich vermeiden, um Komplikationen zu vermeiden?

Ich habe mich damals intensiv mit dem Thema beschäftigt und viel gelernt. Ich möchte Ihnen heute meine Erfahrungen und Empfehlungen weitergeben.

Eine ausgewogene Ernährung ist wichtig, um alle Nährstoffe bereitzustellen, die Ihr Körper und das Wachstum Ihres Babys benötigen. Hier einige Tipps, die ich Ihnen mit auf den Weg geben möchte:

Vermeiden Sie Alkohol und Koffein. Diese können das Wachstum Ihres Babys beeinträchtigen und Komplikationen verursachen.

Essen Sie viel frisches Obst und Gemüse, um alle notwendigen Vitamine und Mineralstoffe zu erhalten.

Vermeiden Sie rohes oder halbrohes Fleisch, Eier und Fisch, um einer Ansteckung mit Bakterien wie Listeria vorzubeugen.

Trinken Sie ausreichend Wasser, um dehydriert zu bleiben.

Vermeiden Sie zu viel Salz, da es zu Wassereinlagerungen führen kann.

Essen Sie regelmäßig komplexe Kohlenhydrate, wie Vollkornprodukte, um Energie bereitzustellen.

Vermeiden Sie Lebensmittel mit hohem Fettgehalt, da dies zu Gewichtszunahme führen kann.

Es ist auch wichtig, dass Sie mit Ihrem Arzt oder Ihrer Hebamme über Ihre Ernährung sprechen, um sicherzustellen, dass Sie alle notwendigen Nährstoffe erhalten.

Ich denke gerne an die Tage zurück, als ich erwartete, dass mein erstes Kind geboren wurde. Ich erinnere mich daran, wie ich aufgeregt war, aber auch ängstlich, als ich von meiner ersten Schwangerschaft erfahren hatte. Ich wollte dafür sorgen, dass mein Baby gesund und stark heranwächst, aber ich wusste nicht genau, was ich tun sollte, um dies sicherzustellen. Glücklicherweise habe ich viel recherchiert und von erfahrenen Müttern gelernt, dass eine gesunde Ernährung eine wichtige Rolle bei der Förderung des Wachstums des Babys spielt.

Ich begann, meinen Teller mit einer Vielzahl von gesunden Lebensmitteln zu füllen, wie frischem Gemüse, Vollkornprodukten und Eiweiß. Ich sorgte auch dafür, dass ich genug Kalzium und Folsäure erhielt, um mein Baby vor dem Risiko von Verletzungen und Fehlbildungen zu schützen. Einige Lebensmittel, wie Alkohol und Koffein, sollten jedoch in begrenzten Mengen oder sogar ganz vermieden werden, um das Wachstum des Babys nicht zu beeinträchtigen.

Es war erstaunlich zu sehen, wie sich eine gesunde Ernährung auf meine Gesundheit und die Gesundheit meines Babys auswirkte. Ich fühlte mich kräftiger und hatte mehr Energie, und mein Baby wurde jeden Monat größer und kräftiger. Ich bin dankbar für die Entscheidung, meine Ernährung in den Griff zu bekommen, und ich denke, dass jede werdende Mutter die gleiche Entscheidung treffen sollte, um ihr Baby bestmöglich zu unterstützen.

Eine gesunde Ernährung ist nur ein Teil dessen, was Mütter tun können, um ihr Baby gesund und stark heranwachsen zu lassen. Es ist jedoch ein wichtiger Teil, und ich denke, dass es für jede werdende Mutter wichtig ist, dies im Hinterkopf zu behalten. Indem Sie Ihre Ernährung sorgfältig überwachen und sicherstellen, dass Sie alle notwendigen Nährstoffe erhalten, können Sie Ihrem Baby dabei helfen, eine starke Grundlage für eine gesunde Zukunft zu schaffen.

Bewegung in der Schwangerschaft: Was ist erlaubt und was nicht

Es ist unglaublich aufregend, ein Baby zu erwarten. Die Freude, die man empfindet, wenn man eine positive Schwangerschaftstest erhält, ist unbeschreiblich. Aber mit der Freude kommen auch viele Fragen und Ängste. Eine dieser Fragen betrifft Bewegung in der Schwangerschaft. Ist es in Ordnung, während der Schwangerschaft Sport zu treiben? Was ist verboten?

Ich erinnere mich an meine erste Schwangerschaft, als ich mich über diese Fragen gekümmert habe. Ich war besorgt, dass ich etwas falsch machen und meinem Baby schaden könnte. Also beschloss ich, meinen Arzt zu konsultieren, um sicherzustellen, dass ich alles richtig machte.

Mein Arzt erklärte mir, dass Bewegung während der Schwangerschaft wichtig ist, da es hilft, den Körper fit und stark zu halten und das Wachstum des Babys zu unterstützen. Es ist jedoch wichtig zu beachten, dass einige Arten von Übungen während der Schwangerschaft verboten sind, da sie das Risiko von Verletzungen und Komplikationen erhöhen können.

Einige der Arten von Übungen, die während der Schwangerschaft erlaubt sind, sind zum Beispiel Schwimmen, Spazierengehen, Yoga und Pilates. Diese Übungen sind sicher und können helfen, Stress abzubauen, Energie zu tanken und den Körper fit zu halten.

Es ist jedoch wichtig zu beachten, dass bestimmte Sportarten während der Schwangerschaft verboten sind, wie zum Beispiel Kontaktsportarten, extreme Sportarten und Sportarten, bei denen ein erhöhtes Risiko von Stürzen besteht. Es ist auch wichtig zu vermeiden, Übungen zu machen, die den Bauch stärker belasten, wie zum Beispiel Sit-Ups und Kniebeugen.

Meine Erfahrung zeigt, dass Bewegung während der Schwangerschaft eine große Rolle bei der Gesundheit von Mutter und Kind spielt. Es ist jedoch wichtig, sorgfältig zu überwachen, welche Art von Übungen man macht, und sicherzustellen, dass man seinen Körper nicht überanstrengt.

In meiner ersten Schwangerschaft beschloss ich, regelmäßig Yoga zu machen, um meinen Körper fit zu halten und meine mentalen Fähigkeiten zu stärken. Ich war von der Idee begeistert, dass ich durch regelmäßige Bewegung und Meditation meinem ungeborenen Baby eine gesunde Umgebung bieten könnte. Als ich zu meiner Yoga-Lehrerin ging, teilte sie mir mit, dass Yoga eine großartige Möglichkeit war, meine Körperkraft und Flexibilität während der Schwangerschaft zu verbessern.

Aber ich wusste auch, dass es wichtig war, vorsichtig zu sein und die Empfehlungen meines Arztes zu befolgen. Glücklicherweise unterstützte mein Arzt meine Entscheidung, Yoga zu praktizieren, solange ich die Asanas vermied, die für die Schwangerschaft nicht geeignet waren.

Eine meiner liebsten Yoga-Praktiken in der Schwangerschaft war Pranayama, die Atemübungen. Diese halfen mir, meinen Atem zu kontrollieren und mich zu entspannen, was in den späteren Stadien der Schwangerschaft sehr hilfreich war. Ich bemerkte auch, dass die Bewegungen und Stellungen, die ich während des Yoga praktizierte, meine Körperhaltung verbesserten und mir halfen, mit den Veränderungen meines Körpers umzugehen.

Durch regelmäßige Bewegung und gesunde Ernährung fühlte ich mich während meiner ersten Schwangerschaft stark und gesund. Ich bin überzeugt, dass die Entscheidung, mich während der Schwangerschaft fit zu halten, mein Baby und mich gesund und glücklich gehalten hat.

Wie bei allem, was Sie in der Schwangerschaft tun, ist es jedoch wichtig, sicherzustellen, dass Sie die Empfehlungen Ihres Arztes befolgen und Ihre eigene Gesundheit und Sicherheit im Vordergrund stehen. Wenn Sie unsicher sind, was Sie tun sollen, sprechen Sie immer mit Ihrem Arzt oder einer anderen medizinischen Fachkraft, bevor Sie irgendwelche Veränderungen in Ihrem Fitness- oder Ernährungsplan vornehmen.

Die ersten Ultraschalluntersuchungen: Einblicke in die Welt des Babys

Als ich zum ersten Mal schwanger wurde, war ich überwältigt von den vielen Veränderungen, die in meinem Körper stattfanden. Einer der aufregendsten Momente war, als ich mein Baby zum ersten Mal auf dem Ultraschallbild sah. Ich erinnere mich, wie ich im Ultraschallraum saß und auf das Bild schaute, auf dem eine winzige Gestalt zu sehen war, die mein Baby war. Es war ein unbeschreibliches Gefühl, einen Einblick in die Welt meines ungeborenen Babys zu erhalten.

Ultraschalluntersuchungen sind ein wichtiger Teil der Schwangerschaft, da sie es dem Arzt ermöglichen, das Wachstum und die Entwicklung des Babys zu überwachen. Die ersten Ultraschalluntersuchungen werden in der Regel zwischen der 8. und der 12. Schwangerschaftswoche durchgeführt. Diese frühen Ultraschalluntersuchungen dienen dazu, den Herzschlag des Babys zu sehen und sicherzustellen, dass es sich richtig entwickelt.

Während der Ultraschalluntersuchung kann man auch feststellen, ob das Baby eineiig oder zweieiig ist, ob es sich richtig entwickelt und ob es irgendwelche Anomalien gibt. Ein weiterer Vorteil der Ultraschalluntersuchung ist, dass man das Geschlecht des Babys bestimmen kann, wenn man es wissen möchte.

Ich habe jede Ultraschalluntersuchung als ein aufregendes Ereignis betrachtet, bei dem ich mehr über das Wachstum und die Entwicklung meines Babys erfahren konnte. Es ist ein unvergessliches Erlebnis, das ich jeder werdenden Mutter empfehle, um sich näher an ihr ungeborenes Baby zu binden und ihre Schwangerschaft auf eine positive Art und Weise zu erleben.

Während der Ultraschalluntersuchung ist es wichtig, dass man sich entspannt und bequem hinlegt, um das Beste aus der Untersuchung herauszuholen. Es ist auch wichtig, dass man Fragen an den Arzt stellt, um mehr über das Baby und seine Entwicklung zu erfahren.

In meiner ersten Schwangerschaft beschloss ich, alle Ultraschallbilder aufzubewahren, um siespäter meinem Kind zu zeigen und ihm zu erzählen, wie sehr ich mich auf seine Ankunft freute. Ich erinnere mich noch genau daran, wie aufregend es war, das erste Mal das Herzschlag des Babys zu hören und seine winzigen Gliedmaßen auf dem Ultraschallbild zu sehen. Es war, als ob man einen ersten Blick in die geheime Welt des Babys werfen konnte.

Jede weitere Ultraschalluntersuchung war ein weiterer Schritt auf dem Weg zur Geburt und brachte uns dem Baby ein Stück näher. Wir konnten sehen, wie es wuchs und sich entwickelte, und es war faszinierend zu beobachten, wie es sich in der Gebärmutter bewegte.

Die Ultraschallbilder waren nicht nur eine Bestätigung dafür, dass alles in Ordnung war, sondern auch eine Möglichkeit, den Kontakt zum Baby aufzubauen und eine Beziehung zu ihm aufzubauen, bevor es geboren wurde.

Ich denke, es ist wichtig, die Ultraschalluntersuchungen als positive Erfahrung zu sehen und sich darauf zu freuen. Es ist eine Chance, einen Blick in die Welt des Babys zu werfen und eine engere Beziehung zu ihm aufzubauen. Aber ich weiß auch, dass nicht jede Schwangere dieselben Gefühle hat, wenn sie zu einer Ultraschalluntersuchung geht. Manche Frauen können nervös sein, besorgt über das, was sie sehen werden, oder einfach nicht bereit, die Realität ihrer Schwangerschaft zu akzeptieren.

Egal, wie man sich fühlt, ist es wichtig zu erkennen, dass Ultraschalluntersuchungen ein wichtiger Teil der Schwangerschaft sind und dass sie dazu beitragen können, dass man sich auf die bevorstehende Geburt vorbereitet. Wichtig ist es auch, sich von einem erfahrenen Arzt oder einer Ärztin begleiten zu lassen, der oder die einem beruhigende Antworten auf alle Fragen geben kann.

Wie auch immer man sich fühlt, ist es wichtig, dass man sich auf die Ultraschalluntersuchungen freut und dass man das Beste aus dieser einzigartigen Chance macht, einen Blick in die Welt des Babys zu werfen.

Partnerschaft und Familie in der Schwangerschaft: Unterstützung und Herausforderungen

Es gibt nichts, was die Freude und das Abenteuer einer Schwangerschaft mehr steigern kann, als wenn man sie mit seinem Partner und seiner Familie teilen kann. Doch auch wenn die Vorfreude auf das kommende Baby riesig ist, kann es für Paare in dieser Zeit auch Herausforderungen geben.

Ich erinnere mich an meine erste Schwangerschaft, als ich zum ersten Mal die Ultraschallbilder meines Babys sah und dachte, dass dies das größte Abenteuer meines Lebens sein würde. Doch ich hatte auch Angst vor den Veränderungen, die mit der Schwangerschaft einhergingen, und ich war mir nicht sicher, ob mein Partner und meine Familie bereit wären, diese Veränderungen mitzuerleben.

Zum Glück war ich von Anfang an von meinem Partner unterstützt und konnte auch auf die Unterstützung meiner Familie zählen. Wir sprachen oft über unsere Erwartungen und Bedenken und fanden gemeinsam Lösungen für die Herausforderungen, die wir vor uns hatten.

Ein wichtiger Aspekt unserer Partnerschaft in dieser Zeit war auch, dass wir einander Freiraum gaben, um uns auf die bevorstehenden Veränderungen vorzubereiten.

Mein Partner half mir beispielsweise bei der Vorbereitung des Kinderzimmers und beim Einkauf von Babykleidung, während ich mich um meine eigenen Bedürfnisse und den Zustand meines Körpers kümmerte.

In meiner ersten Schwangerschaft lernte ich, wie wichtig es ist, eine starke und unterstützende Partnerschaft zu haben, wenn man ein Baby bekommt. Es ist wichtig, dass man offen und ehrlich über seine Bedürfnisse und Ängste spricht, um eine harmonische und glückliche Zeit zu erleben.

Eine weitere wichtige Unterstützung in dieser Zeit ist die Familie. Meine Eltern und Geschwister standen mir in dieser Zeit zur Seite und halfen mir, meine Angst und Nervosität zu bewältigen. Sie erinnerten mich daran, dass ich nicht alleine war und dass wir gemeinsam durch alle Herausforderungen gehen würden.

Ich kann jeder werdenden Mutter nur raten, sich von Anfang an auf die Unterstützung ihres Partners und ihrer Familie zu verlassen. Diese Unterstützung kann helfen, die Herausforderungen der Schwangerschaft gemeistert zu werden und sogar eine tiefere Bindung zwischen den Partnern zu fördern. Während meiner ersten Schwangerschaft war ich dankbar für die Unterstützung meines Mannes, der mich auf jedem Schritt des Weges begleitet hat.

Eines Tages, als ich besonders müde und angespannt war, brachte er mir eine Tasse Tee und setzte sich neben mich aufs Sofa. Wir begannen über unsere Zukunft als Familie zu sprechen und teilten unsere Träume und Ängste. Dieser Moment half uns, uns noch enger zusammenzuschließen und uns gegenseitig zu bestärken, als wir uns auf das bevorstehende Abenteuer vorbereiteten.

Die Unterstützung von Freunden und Familie kann ebenfalls von unschätzbarem Wert sein. Ob es darum geht, praktische Dinge wie den Wocheneinkauf zu erledigen oder einfach nur ein offenes Ohr für einen zu haben, wenn man reden möchte, die Unterstützung derjenigen, die uns lieben, kann eine große Hilfe sein.

Es ist jedoch auch wichtig zu beachten, dass jede Familie und jede Partnerschaft einzigartig ist und dass es keine perfekte Lösung gibt. Es ist wichtig, offen und ehrlich über die Bedürfnisse und Erwartungen jedes Einzelnen zu sprechen und eine Lösung zu finden, die für alle am besten funktioniert.

Mit der richtigen Unterstützung von Partner und Familie kann die Schwangerschaft zu einer Zeit des Wachstums und der Verbindung werden. Wir können uns gegenseitig stärken und uns auf das bevorstehende Abenteuer vorbereiten, das das Leben als Familie bringen wird.

10 Aktivitäten, die man als Eltern ohne Kind machen sollte

Es ist, wie gesagt, sehr wichtig auch Zeit für sich und seinem Partner zu nehmen, auch wenn man jetzt zusammen ein gemeinsames Baby hat. Nehmen Sie sich hin und wieder auch mal Zeit zu zweit und organisieren Sie sich einen Babysitter.

Hier finden Sie 10 Aktivitäten, die Sie auch ohne Kind weiterhin machen können und auch hin und wieder sollten:

1. Ein Date mit dem Partner haben

2. Sport treiben oder sich fit halten

3. Freunde oder Familie besuchen

4. Eine Reise unternehmen oder ein Wochenendausflug

5. Kulturelle Veranstaltungen besuchen, wie Konzerte, Theateraufführungen oder Museen

6. Einen Wellness-Tag verbringen, wie eine Massage oder
   ein Spa-Besuch

7. Einen neuen Kurs besuchen oder ein Hobby ausüben

8. Eine gesellschaftliche Veranstaltung besuchen, wie eine
   Party oder einen Empfang

9. Einkaufen gehen oder shoppen

10.   Einfach Zeit für sich selbst haben, zum Lesen,
    Entspannen oder einfach abschalten.

Geburtsvorbereitung: Was es zu wissen und zu tun gibt

Es ist unvermeidlich, dass der Tag der Geburt näher rückt und Sie beginnen, sich auf das bevorstehende Ereignis vorzubereiten. Als werdende Mutter kann die Vorstellung einer Geburt voller Angst und Unsicherheit sein, aber es ist wichtig zu wissen, dass Sie gut vorbereitet sein können, um die Erfahrung so angenehm wie möglich zu gestalten.

In meiner ersten Schwangerschaft hatte ich das Glück, an einem Kursus für Geburtsvorbereitung teilzunehmen. Hier habe ich gelernt, wie wichtig es ist, sich über die verschiedenen Optionen im Zusammenhang mit der Geburt im Klaren zu sein, um eine Entscheidung treffen zu können, die für Sie und Ihr Baby am besten ist.

Es ist auch wichtig, eine Geburtsklinik oder ein Geburtshaus zu finden, das Ihren Bedürfnissen entspricht. Informieren Sie sich über die verschiedenen Geburtsmethoden und Überlegungen, die für Sie infrage kommen könnten, wie beispielsweise eine natürliche Geburt oder eine Geburt mit Schmerzmedikation.

Ein weiterer wichtiger Aspekt der Vorbereitung auf die Geburt ist das Üben von Atem- und Entspannungstechniken. Diese Techniken können Ihnen helfen, den Schmerz und Stress während der Geburt zu reduzieren und eine positive Geburtserfahrung zu haben.

Es ist auch wichtig, sich Zeit für sich selbst zu nehmen und sich auf die kommende Erfahrung vorzubereiten. Lesen Sie Bücher über Geburten und besprechen Sie Ihre Überlegungen und Bedenken mit Freunden, Familienmitgliedern oder einem Berater.

Schließlich ist es wichtig, sich auf die Bedürfnisse Ihres Partners und Ihrer Familie einzustellen, damit Sie die bestmögliche Unterstützung erhalten. Überlegen Sie sich, wie Sie Ihren Partner oder andere Familienmitglieder am besten unterstützen können und besprechen Sie Ihre Erwartungen und Bedürfnisse offen mit ihnen.

Die Geburt: Optionen, Risiken und was zu erwarten ist

Eine der aufregendsten, aber auch beängstigendsten Phasen der Schwangerschaft ist die Geburt. Als werdende Mutter ist es wichtig, sich im Vorfeld gut über die verschiedenen Optionen, Risiken und was zu erwarten ist, zu informieren.

Ich erinnere mich noch gut an meine erste Schwangerschaft und wie ich mich auf die Geburt vorbereitet habe. Als erstes las ich mich über die verschiedenen Geburtsmethoden und -orte, einschließlich Krankenhaus, Geburtshaus und Hausgeburt, informiert. Ich sprach auch mit meiner Hebamme über die verschiedenen Optionen und was für mich am besten geeignet war.

Neben den verschiedenen Geburtsmethoden ist es auch wichtig, sich über die möglichen Risiken und Komplikationen aufklären zu lassen. Zum Beispiel gibt es Risiken wie Frühgeburt, Plazenta-Probleme oder eine Schädigung des Babys während der Geburt. Es ist wichtig, diese Risiken mit dem Arzt oder der Hebamme zu besprechen, um gut vorbereitet zu sein und notwendige Maßnahmen im Falle einer Komplikation zu ergreifen.

Trotz all dieser Überlegungen und Vorbereitungen war die Geburt meines ersten Kindes eines der eindrucksvollsten und bewegendsten Ereignisse in meinem Leben. Als ich mein Baby zum ersten Mal im Arm hielt, war ich überwältigt von Freude und Glück. Die Erfahrung war einzigartig und unbeschreiblich, und ich werde sie nie vergessen.

Ich möchte jeder werdenden Mutter empfehlen, sich auf die Geburt vorzubereiten, indem sie sich gut informiert und die Optionen abwägt. Es ist auch wichtig, ein gutes Team aus Arzt, Hebamme und Familie um sich zu haben, das einem unterstützt und berät. Und am wichtigsten: Haben Sie Vertrauen in Ihren Körper und Ihre Fähigkeiten als Mutter. Mit der richtigen Vorbereitung und Unterstützung wird die Geburt eines Babys zu einem unvergesslichen und erfüllenden Erlebnis werden.

Das erste Leben mit dem Baby: Tipps für den Alltag

"Erinnern Sie sich an den Moment, als Sie zum ersten Mal Ihr Baby im Arm hielten?" Es war ein Moment voller Freude und Staunen, als Sie in die Augen Ihres kleinen Wunders blickten. Doch mit der Freude kam auch eine gewisse Unsicherheit. Wie soll man ein Baby versorgen? Wie schläft man, wenn man keine Minute mehr für sich selbst hat?

Aber keine Sorge, denn auch wenn es anfangs herausfordernd sein kann, wird man mit jedem Tag mehr Vertrauen in seine Fähigkeiten als Elternteil gewinnen. Hier sind ein paar Tipps, die Ihnen den Einstieg in das Leben mit Ihrem Baby erleichtern können:

Struktur schaffen: Ein regelmäßiger Tagesablauf kann dazu beitragen, dass Sie und Ihr Baby in einen Rhythmus kommen. Versuchen Sie, feste Schlaf- und Fütterzeiten einzuhalten, um Ihrem Baby eine gute Nachtruhe zu ermöglichen.

Um Hilfe bitten: Sie müssen nicht alles alleine schaffen. Lassen Sie sich von Freunden und Familienmitgliedern unterstützen, indem Sie sie um Hilfe bei den täglichen Aufgaben wie dem Wäsche waschen oder dem Einkaufen bitten.

Sich Zeit für sich selbst nehmen: Es ist wichtig, sich Zeit für sich selbst zu nehmen, um auszuruhen und neue Energie zu tanken. Ob Sie ein Bad nehmen, ein Buch lesen oder einen Spaziergang machen - finden Sie etwas, das Ihnen gut tut und planen Sie regelmäßig Zeit dafür ein.

Lernen Sie, Prioritäten zu setzen: Es gibt viele Aufgaben, die erledigt werden müssen, aber es ist wichtig zu lernen, welche Aufgaben wirklich wichtig sind und welche warten können. Priorisieren Sie die Aufgaben, die am dringendsten erledigt werden müssen, und lassen Sie sich nicht von den unbedeutenderen Aufgaben unter Druck setzen.

Nähren Sie Ihre Beziehungen: Obwohl das Baby Ihre ganze Aufmerksamkeit in Anspruch nehmen wird, ist es wichtig, auch Zeit für Ihre Beziehungen mit Ihrem Partner, Freunden und Familienmitgliedern zu haben. Ein gemeinsames Essen, ein Telefonat oder ein Spaziergang wird Ihnen helfen.

Stillen und Fläschchenernährung: Was ist das Richtige für Sie und Ihr Baby

Als ich zum ersten Mal Mutter wurde, war ich mir nicht sicher, ob ich stillen oder mein Baby mit der Flasche füttern sollte. Ich wusste, dass beide Optionen ihre Vor- und Nachteile haben und ich mich für das Richtige entscheiden musste, um das Beste für mein Baby zu gewährleisten.

Ich erinnere mich noch gut daran, wie ich mich mit Freunden, Familie und auch meinem Arzt über die Entscheidung unterhielt. Es war wichtig für mich, alle Fakten und Meinungen zu sammeln, bevor ich meine Entscheidung traf. Ich lernte, dass es keine eindeutige Antwort gibt, da jedes Baby anders ist und jede Mutter andere Bedürfnisse hat.

Ich entschied mich schließlich, mein Baby zu stillen. Ich fand es schön, eine enge Beziehung zu meinem Baby aufzubauen und wusste, dass es auch viele gesundheitliche Vorteile für mein Baby hatte. Aber ich verstehe, dass das Stillen nicht für jede Mutter oder jedes Baby funktioniert und dass die Fläschchenernährung eine hervorragende Alternative sein kann.

Was auch immer Sie wählen, es ist wichtig, dass Sie sich selbst und Ihr Baby berücksichtigen. Sprechen Sie mit Ihrem Arzt über Ihre Optionen und hören Sie auf Ihren Körper und Ihr Baby. Vertrauen Sie auf Ihre Instinkte und wissen Sie, dass Sie die richtige Entscheidung treffen werden.

Denken Sie daran, dass das Wichtigste darin besteht, dass Sie Ihr Baby lieben und für es sorgen. Ob Sie stillen oder Fläschchen geben, es geht darum, dass Ihr Baby gesund und glücklich ist. Seien Sie geduldig mit sich selbst und wissen Sie, dass es okay ist, wenn Sie Unterstützung benötigen. Machen Sie sich keine Sorgen, wenn Sie nicht alles auf Anhieb perfekt machen - das ist Teil des Abenteuers des ersten Lebens mit Ihrem Baby.

Schlafen, Wickeln und Baden: Die ersten Schritte als Eltern

Eine der ersten Herausforderungen für neue Eltern ist das Managen des Schlaf- und Wickelbedarfs ihres Babys. Es kann schwierig sein, einen Rhythmus zu finden, besonders wenn Sie müde sind und das Baby unruhig ist. Aber mit ein wenig Geduld und Kreativität können Sie eine Routine finden, die für Sie und Ihr Baby funktioniert.

Eines der besten Dinge, die Sie tun können, um Ihr Baby zum Schlafen zu bringen, ist, eine klare Routine zu etablieren. Versuchen Sie, Ihr Baby jeden Abend zur gleichen Zeit ins Bett zu legen und eine ruhige Aktivität, wie das Singen eines Liedes oder das Lesen einer Geschichte, zu einem festen Bestandteil Ihrer Routine zu machen. Es kann auch hilfreich sein, einen sicheren, gemütlichen Schlafplatz für Ihr Baby zu schaffen, mit weichen Bettwäsche und einer angenehmen Raumtemperatur.

Wickeln und Baden können ebenfalls Herausforderungen darstellen, aber auch hier gibt es viele Möglichkeiten, um das Managen dieser Aufgaben zu erleichtern. Es kann hilfreich sein, eine Liste mit den Dingen zu erstellen, die Sie benötigen, bevor Sie das Baby wickeln, wie saubere Windeln, Babyöl und eine frische Kleidung. So können Sie sicherstellen, dass Sie alle notwendigen Dinge zur Hand haben, bevor Sie mit dem Wickeln beginnen.

Außerdem ist es wichtig, eine sichere Wickelumgebung zu schaffen, indem Sie das Baby auf eine bequeme Unterlage legen und alle wichtigen Gegenstände in Reichweite haben.

Wenn es um das Baden geht, kann es hilfreich sein, eine feste Badroutine zu etablieren. Ein warmes Bad kann beruhigend für das Baby sein und ihm helfen, zur Ruhe zu kommen. Versuchen Sie, eine angenehme Umgebung zu schaffen, indem Sie eine weiche Decke und ein paar Spielzeuge bereitlegen.

In den ersten Wochen und Monaten als Eltern kann es schwierig sein, eine Routine für das Schlafen, Wickeln und Baden zu finden. Aber mit ein wenig Geduld und Kreativität können Sie eine Routine schaffen, die für Sie und Ihr Baby funktioniert. Vergessen Sie nicht, dass es okay ist, wenn Sie als junge Eltern vielleicht überfordert sein werden, aber das ist vollkommen normal. Es ist wichtig, sich Zeit für sich selbst und für Ihre Beziehung zu nehmen, und es ist auch wichtig, um Hilfe zu bitten, wenn Sie sie brauchen.

Schließlich ist es wichtig, sich daran zu erinnern, dass jedes Baby einzigartig ist und dass es kein richtiges oder falsches Vorgehen gibt, wenn es um das Schlafen, Wickeln und Baden geht. Vertrauen Sie auf Ihre Instinkte und hören Sie auf Ihr Baby, um herauszufinden, was für Sie und Ihr Kind am besten funktioniert.

Mit ein wenig Geduld und viel Liebe werden Sie als Eltern schnell lernen, was für Sie und Ihr Baby funktioniert, und gemeinsam werden Sie die ersten Schritte auf Ihrem gemeinsamen Abenteuer durchs Leben gehen.

Babypflege und -entwicklung: Was Sie wissen müssen, um Ihr Baby gesund zu halten

Es gibt so viele Dinge, auf die man als Eltern achten muss, wenn es um die Pflege und Entwicklung eines Neugeborenen geht. In meiner ersten Schwangerschaft hatte ich ein unglaubliches Glück, dass ich von einer erfahrenen Freundin beraten wurde, die bereits mehrere Kinder hatte. Durch ihre Tipps und Anleitungen habe ich gelernt, wie man ein Baby gesund hält und fördert.

Eines der wichtigsten Dinge, die ich gelernt habe, war, wie wichtig regelmäßige Kontrolluntersuchungen beim Kinderarzt sind. Hierbei wird das Wachstum und die Entwicklung des Babys überwacht und man bekommt wertvolle Tipps und Empfehlungen, wie man das Baby unterstützen kann. Es ist auch wichtig, dass man auf Anzeichen für mögliche gesundheitliche Probleme achtet und so schnell wie möglich reagieren kann, wenn etwas nicht stimmt.

Eine weitere wichtige Sache, die ich gelernt habe, war die Bedeutung von ausreichendem Schlaf, ausgewogener Ernährung und aktiver Bewegung für das Baby. Diese Faktoren tragen dazu bei, dass das Baby gesund und kräftig wächst und gleichzeitig Stress und Erschöpfung bei den Eltern verringert.

Ein weiteres Thema, das sehr wichtig ist, ist die Babypflege. Hierbei geht es vor allem um die richtige Reinigung und Pflege der Haut, des Mundes und der Augen des Babys. Es ist wichtig, dass man darauf achtet, dass das Baby immer sauber und trocken ist, um Entzündungen und andere gesundheitliche Probleme zu vermeiden.

Eine schöne Geschichte, die ich gerne teilen möchte, betrifft meine erste Erfahrung beim Baden meines Babys. Ich war sehr aufgeregt und nervös, als ich das erste Mal das Badewasser eingelassen habe, denn ich wusste nicht genau, was ich tun sollte. Aber mit jedem Schrubben und jeder Bewegung fühlte ich mich sicherer und sicherer, und am Ende hatte ich das Gefühl, dass ich ein richtiger Profi im Baden meines Babys geworden war.

In diesem Kapitel habe ich nur einige wichtige Dinge erwähnt, die man als Eltern wissen sollte. Es ist jedoch unerlässlich zu betonen, dass jedes Kind einzigartig ist und jede Elternschaft einzigartig ist. Es gibt kein richtiges oder falsches, wenn es um die Pflege Ihres Babys geht. Vertrauen Sie auf Ihre Intuition und lernen Sie mit der Zeit, was für Ihr Kind am besten funktioniert.

Ich erinnere mich an meine erste Schwangerschaft und an die vielen Fragen und Bedenken, die ich hatte. Ich habe mich oft gefragt, ob ich alles richtig machen würde und ob ich mein Baby beschützen und für seine Bedürfnisse sorgen konnte. Aber ich habe auch schnell gelernt, dass das Elternsein eine Reise ist, die man Schritt für Schritt unternimmt. Und je mehr man sich darauf einlässt, desto mehr wächst das Vertrauen in sich selbst und die Fähigkeit, für das eigene Kind zu sorgen.

Denken Sie daran, dass Sie nicht alleine sind. Es gibt eine unendliche Anzahl von Ressourcen, die Ihnen helfen können, eine erfolgreiche und glückliche Elternschaft zu führen. Sprechen Sie mit Ihrem Arzt, Ihren Freunden, Ihrer Familie und anderen Eltern. Suchen Sie nach Informationsbüchern und Online-Ressourcen. Und vor allem, lassen Sie sich von Ihrem Herzen leiten und genießen Sie jeden Moment dieser unglaublichen Reise, die das Elternsein ist.

Vereinbarkeit von Beruf und Familie: Wie man den Spagat meistert

Es gibt viele Herausforderungen, denen junge Eltern gegenüberstehen. Eine davon ist die Vereinbarkeit von Beruf und Familie. Es ist jedoch möglich, diesen Spagat zu meistern, indem man ein paar Tipps befolgt, die aus eigener Erfahrung gewonnen wurden.

Ich erinnere mich noch gut an meine erste Schwangerschaft und die Sorgen, die ich hatte, als es darum ging, meine Karriere und meine Rolle als Mutter in Einklang zu bringen. Aber ich habe gelernt, dass es einige Dinge gibt, die man tun kann, um den Spagat zu meistern und trotzdem eine glückliche Familie und Karriere zu haben.

Erstens sollte man sich unbedingt Zeit für sich selbst nehmen. Als junge Mutter ist es wichtig, sich regelmäßig eine Auszeit zu gönnen und sich um sich selbst zu kümmern. Ob es sich um eine Tasse Tee am Nachmittag handelt oder um ein Wochenendtrip, um wieder Energie zu tanken, es ist wichtig, sich Zeit zu nehmen, um zu entspannen und zu erholen.

Zweitens sollte man Unterstützung suchen. Es ist wichtig, sich umzusehen und herauszufinden, wer in unserem Umfeld uns unterstützen kann, wenn wir es brauchen. Ob es Familienmitglieder, Freunde oder sogar Nachbarn sind, es ist wichtig, dass wir uns um uns kümmern und uns nicht zu sehr belasten.

Drittens sollte man einen realistischen Zeitplan erstellen. Es ist wichtig, sich Zeit für beides – Karriere und Familie – einzuräumen, und ein Zeitplan kann dabei helfen, dass man sich daran hält. Man sollte auch darauf achten, dass man regelmäßig Pausen macht, um sich um die Bedürfnisse seiner Familie zu kümmern.

Viertens sollte man sich selbst nicht zu sehr unter Druck setzen. Es ist wichtig, sich daran zu erinnern, dass es in Ordnung ist, wenn man manchmal nicht alles unter einen Hut bekommt. Als junge Mutter ist es wichtig, sich selbst zu lieben und sich daran zu erinnern, dass man nur sein Bestes tut.

Zusammenfassend lässt sich sagen, dass es wichtig ist, eine gute Balance zwischen Beruf und Familie zu finden. Es ist wichtig, Prioritäten zu setzen und Zeit für sich selbst und die Familie zu reservieren. Es ist auch wichtig, Unterstützung von Familienmitgliedern, Freunden und Arbeitskollegen zu suchen und anzunehmen.

Ich erinnere mich noch gut an meine erste Schwangerschaft und die Herausforderungen, die ich bei der Vereinbarkeit von Beruf und Familie hatte. Ich war überwältigt von der Verantwortung, die ich plötzlich für ein kleines Leben trug, aber ich war auch entschlossen, meinen Job zu behalten und finanziell für meine Familie zu sorgen.

Es war kein leichter Spagat, aber ich habe einige Tricks gelernt, die mir geholfen haben, meine Prioritäten zu setzen und den Spagat zwischen Beruf und Familie zu meistern. Einer dieser Tricks war, Zeit für mich selbst und meine Familie zu reservieren, auch wenn es nur ein paar Minuten am Tag waren. Ich habe auch gelernt, dass es okay ist, um Hilfe zu bitten und Unterstützung von Familienmitgliedern und Freunden anzunehmen.

Meine Arbeitskollegen waren auch unglaublich unterstützend und haben mir geholfen, meine Arbeit und meine Familie unter einen Hut zu bringen. Wir haben eine Vereinbarung getroffen, dass ich früher gehen konnte, wenn ich einen Arzttermin hatte oder wenn das Baby krank war. Ich habe auch von meinem Arbeitgeber eine Teilzeitoption in Anspruch genommen, um mehr Zeit für meine Familie zu haben.

Am Ende war ich in der Lage, meinen Job und meine Familie erfolgreich zu vereinbaren, indem ich eine gute Balance zwischen beiden fand. Ich bin davon überzeugt, dass jeder Elternteil in der Lage ist, den Spagat zwischen Beruf und Familie zu meistern, wenn er die richtigen Prioritäten setzt und die richtige Unterstützung hat.

Ich hoffe, dass meine Erfahrungen Ihnen helfen werden, Ihre eigene Balance zwischen Beruf und Familie zu finden und dass Sie erfolgreich den Spagat meistern werden.

Freizeit mit dem Baby: Ideen für Aktivitäten und Ausflüge

Als Mutter von mehreren Kindern kann ich bestätigen, dass die Freizeit mit einem Baby eine der schönsten und gleichzeitig herausforderndsten Phasen im Leben einer Familie ist. Die kleinen Dinge des Alltags werden plötzlich zu unvergesslichen Momenten, aber auch der Drang nach Abenteuer und Entdeckung bleibt bestehen.

Eine der schönsten Erfahrungen, die ich gemacht habe, war ein Ausflug in den Park mit meiner ersten Tochter. Wir setzten uns auf eine Bank und beobachteten das bunte Treiben um uns herum. Meine Tochter war begeistert von den Enten im Teich und dem Spielen auf den Schaukeln. Es war ein wundervolles Gefühl, den Augenblick in vollen Zügen zu genießen und einfach nur glücklich zu sein.

Ein weiteres Highlight war ein gemeinsamer Besuch im Zoo. Die Begeisterung in den Augen meiner Tochter, als sie Löwen, Elefanten und andere Tiere sah, war unbeschreiblich. Diese Erlebnisse kann man nicht kaufen und sie sind es wert, in Erinnerung zu behalten.

Wer Abenteuer und Entdeckung sucht, kann auch gemeinsam mit seinem Baby auf Entdeckungsreise gehen. Ein Besuch im Museum oder im botanischen Garten bietet eine hervorragende Gelegenheit, um neue Dinge zu erleben und zu lernen. Auch ein Picknick im Freien kann zu einem unvergesslichen Erlebnis werden.

Ein wichtiger Aspekt bei Freizeitaktivitäten mit dem Baby ist jedoch, dass man sich Zeit nimmt und nicht unter Druck setzt. Es ist völlig in Ordnung, wenn man manchmal einfach nur zu Hause bleibt und entspannt. Hauptsache, man genießt die Zeit mit seinem Baby und schafft unvergessliche Erinnerungen.

Zusammenfassend lässt sich sagen, dass Freizeitaktivitäten mit dem Baby eine wunderbare Möglichkeit sind, um als Familie zusammenzuwachsen und unvergessliche Erinnerungen zu schaffen. Es ist wichtig, sich Zeit zu nehmen und nicht unter Druck zu setzen. Ob man einen Ausflug in den Park unternimmt, einen Zoo besucht oder einfach zu Hause entspannt – wichtig ist nur, dass man die Zeit mit seinem Baby in vollen Zügen genießt.

Hier finden Sie eine kleine Auflistung mit Ideen, die Sie mit Ihrem Neugeborenes oder mit ihrem Kleinkind unternehmen können:

1. Spielplatzbesuche
2. Spaziergänge im Park
3. Besuche im Zoo
4. Picknick im Freien
5. Wandern
6. Radfahren
7. Schwimmen

8. Spielen im Sandkasten
9. Besuch im Freizeitpark
10. Angeln
11. Bootfahren
12. Reiten
13. Ausflug zum See
14. Klettern im Kletterpark
15. Besuch im Museum
16. Reisen
17. Lesen von Büchern
18. Malen und Zeichnen
19. Musik hören
20. Tanzen
21. Singen
22. Bauen mit Klemmbausteinen
23. Basteln
24. Kochen und Backen
25. Gärtnern
26. Spiele spielen
27. Filme schauen
28. Theaterbesuche
29. Konzerte besuchen
30. Freiluftkino besuchen
31. Eisessen
32. Essen gehen
33. Einkaufen gehen
34. Blumen pflanzen
35. Vogelbeobachtung

36. Sternenhimmel beobachten
37. Fotografieren
38. Videografieren
39. Wandern auf dem Land
40. Pflanzen sammeln
41. Besuch im Aquarium
42. Tierfarm besuchen
43. Freilichtmuseum besuchen
44. Kulturfestivals besuchen
45. Strandbesuche
46. Freiluftkonzerte besuchen

Netzwerkbildung und Selbstpflege: Wie man die Balance zwischen Elternschaft und eigener Identität beibehält

Eines der größten Herausforderungen als Eltern ist es, eine Balance zwischen den Bedürfnissen des Kindes und den eigenen Bedürfnissen zu finden. Es ist wichtig, Zeit für sich selbst und die Pflege der eigenen Beziehungen und Interessen zu reservieren, um ein erfülltes und glückliches Leben als Eltern führen zu können.

Eine wertvolle Möglichkeit, dies zu erreichen, ist die Bildung eines Netzwerks. Dies kann bedeuten, Freundschaften mit anderen Eltern aufzubauen, die ähnliche Herausforderungen und Interessen teilen, oder an Gemeinschaftsaktivitäten teilzunehmen, wie zum Beispiel Elterngruppen oder Sportvereine. Durch die Interaktion mit anderen Eltern können Sie nicht nur Unterstützung und Freundschaft finden, sondern auch wertvolle Tipps und Ratschläge für die Elternschaft erhalten.

Eine weitere Möglichkeit, sich Zeit für sich selbst zu reservieren, ist durch gezielte Selbstpflege. Dies kann bedeuten, sich eine Auszeit zu gönnen, indem man beispielsweise meditiert, Sport treibt oder einfach ein Buch liest. Es ist wichtig, dass Eltern sich die Zeit nehmen, um ihre eigenen Bedürfnisse und Wünsche zu erfüllen, um so ihre emotionale und körperliche Gesundheit zu stärken.

Ein weiterer wichtiger Aspekt der Selbstpflege ist es, regelmäßig Freundschaften und Beziehungen außerhalb der Familie aufrechtzuerhalten. Dies kann bedeuten, Zeit mit Freunden zu verbringen, die nicht Eltern sind, oder auch an Hobbys und Interessen festzuhalten, die man vor der Elternschaft hatte. Durch die Aufrechterhaltung eines eigenen sozialen Netzwerks und die Pflege von Freundschaften und Beziehungen außerhalb der Familie kann man seine eigene Identität und Lebenszufriedenheit stärken.

Es lässt sich sagen, dass es wichtig ist, Zeit für sich selbst und die Pflege der eigenen Beziehungen und Interessen zu reservieren, um ein erfülltes und glückliches Leben als Eltern führen zu können. Durch die Bildung eines Netzwerks und gezielte Selbstpflege kann man als Eltern auch in schwierigen Zeiten seine eigene Identität bewahren und gestärkt aus der Herausforderung hervorgehen. Eine wertvolle Ressource für den Alltag als Eltern sind hierbei andere Mütter oder Väter, die ähnliche Erfahrungen gemacht haben und als Ansprechpartner zur Verfügung stehen. Auch Elterngruppen oder Meetups können hierfür eine tolle Möglichkeit sein, um andere Eltern kennenzulernen und sich auszutauschen.

Neben dem sozialen Netzwerk ist es auch wichtig, ausreichend Zeit für die eigene Pflege zu reservieren. Hierbei kann es hilfreich sein, regelmäßige Auszeiten für sich selbst zu planen, beispielsweise durch Sport, Entspannungsübungen oder einen Besuch im Spa. Auch Freundschaften und Hobbys sollten weiterhin gepflegt werden, um einen Bezug zur eigenen Identität aufrechtzuerhalten.

Es ist jedoch wichtig zu beachten, dass die Balance zwischen Netzwerkbildung und Selbstpflege individuell ist und jeder Elternteil seinen eigenen Weg finden muss. Es gibt kein Patentrezept für die perfekte Balance, aber es lohnt sich, regelmäßig darüber nachzudenken und sich bewusst Zeit für sich selbst zu reservieren.

Zusammenfassend lässt sich sagen, dass Netzwerkbildung und Selbstpflege wichtige Bausteine für eine erfolgreiche Elternschaft sind. Durch den Austausch mit anderen Eltern und ausreichend Zeit für die eigene Pflege kann man als Elternteil seine eigene Identität bewahren und gestärkt aus den Herausforderungen des Alltags als Eltern hervorgehen.

10 Anschaffungen, die man braucht für die erste Geburt

1. Kinderwagen oder Tragetuch

2. Wickelauflage

3. Babywanne

4. Kinderbett

5. Kinderzimmer-Einrichtung (z.B. Kommode, Regale, Lampen)

6. Kleidung für das Baby (z.B. Bodys, Schlafanzüge, Strampelanzüge)

7. Windeln

8. Pflegeprodukte (z.B. Babypuder, Feuchttücher, Creme)

9. Still-BHs und Stillkissen

10. Spielzeug und Beschäftigungsmaterial (z.B. Spielbogen, Krabbeldecke, Rasseln)

Danksagung

Sehr geehrte Leserinnen und Leser,

ich danke Ihnen von ganzem Herzen für Ihr Interesse an meinem Buch und Ihre Zeit, die Sie damit verbracht haben, es zu lesen. Es bedeutet mir sehr viel, dass ich meine Erfahrungen und Einsichten als Mutter teilen und andere werdende Mütter dabei unterstützen konnte.

Ihr Feedback und Ihre Anregungen sind für mich wertvoll und motivieren mich weiterzuschreiben und zu teilen, was ich gelernt habe.

Vielen Dank noch einmal für Ihre Unterstützung und ich hoffe, dass mein Buch für Sie von Nutzen war.

Mit freundlichen Grüßen,
Mia Winter